Bianca Schwarcz

Händehygiene-Compliance des Krankenhauspersonals

AF190678

Bianca Schwarcz

Händehygiene-Compliance des Krankenhauspersonals

Einflussfaktoren und Interventionsprogramme

Reihe Humanwissenschaften

Imprint

Any brand names and product names mentioned in this book are subject to trademark, brand or patent protection and are trademarks or registered trademarks of their respective holders. The use of brand names, product names, common names, trade names, product descriptions etc. even without a particular marking in this work is in no way to be construed to mean that such names may be regarded as unrestricted in respect of trademark and brand protection legislation and could thus be used by anyone.

Cover image: www.ingimage.com

Publisher:
AV Akademikerverlag
is a trademark of
Dodo Books Indian Ocean Ltd. and OmniScriptum S.R.L publishing group

120 High Road, East Finchley, London, N2 9ED, United Kingdom
Str. Armeneasca 28/1, office 1, Chisinau MD-2012, Republic of Moldova, Europe
Managing Directors: Ieva Konstantinova, Victoria Ursu
info@omniscriptum.com

Printed at: see last page
ISBN: 978-3-639-48659-9

Zusammenfassung

- **Hintergrund:** Händehygiene-Compliance ist einer der wichtigsten Einflussfaktoren zur Prävention nosokomialer Infektionen. Trotz des bereits bestehenden Wissens über mögliche Auswirkungen mangelhafter Händehygiene, kann die Compliance des Krankenhauspersonals mit unter 50% beschrieben werden. Um eine effektive und nachhaltige Steigerung der Händehygiene-Compliance zu erzielen, ist es notwendig diesbezügliche Einflussfaktoren zu erheben, um Interventionsprogramme zu entwerfen und darauf abzustimmen.

- **Ziel der Untersuchung:** Die literaturgestützte Offenlegung möglicher Einflussfaktoren auf die Händehygiene-Compliance des Krankenhauspersonals und Veranschaulichung der Effektivität verschiedener Interventionsprogramme zur Steigerung der Compliance.

- **Methodik:** Anhand einer systematischen Literaturrecherche werden themenrelevante Studien unter Miteinbezug formulierter Ein- und Ausschlusskriterien herausgefiltert und in zwei Hauptkategorien, „Einflussfaktoren" und „Interventionsprogramme", eingeteilt. Diese werden tabellarisch dargestellt, zusammenfassend beschrieben und mit weiterführender Literatur diskutiert.

- **Ergebnisse:** Die Einstellung des Individuums zur Effektivität der Händehygiene, der Selbstschutz, die Prävention von Kreuzinfektionen, die subjektive Wahrnehmung des Grades der Verunreinigung, unzureichende Information, der Einfluss ranghöherer Mitarbeiter, Verfügbarkeit und Zugang zu Händehygieneartikeln, Vergesslichkeit und der Zeitdruck werden als wesentliche Einflussfaktoren identifiziert. Unterschiedliche Ansätze in Form von Interventionsprogrammen, bewirken größtenteils eine signifikante Steigerung der Händehygiene-Compliance.

- **Schlussfolgerungen für die Praxis:** Weitere individuelle Forschung auf diesem Gebiet ist von äußerster Wichtigkeit, um institutionsspezifische Einflussfaktoren zu eruieren und anhand interner Basisdaten adäquate Interventionsprogramme zu erstellen.

- **Schlüsselwörter:** Händehygiene, Compliance, Einflussfaktoren, Interventionsprogramme

Inhaltsverzeichnis

1 Problemstellung

Erkrankungen die im Zuge eines stationären Aufenthaltes in einem Krankenhaus erworben wurden, sogenannte nosokomiale Infektionen (NI`s), sind ein aktuelles und allgegenwärtiges Problem im Gesundheitswesen. Laut Hiesmayr et al. (2011) liegt die Prävalenz der NI in Österreichs Spitälern auf allgemeinen Stationen bei 3,5 – 9, 5% und auf Intensivstationen bei 20-30%. Durch die Keimbesiedelung über Gefäß- oder Harnkatheter, Tuben zur Beatmung oder chirurgische Wundareale werden Krankheiten wie Pneumonie, Harnwegsinfektionen und positive Blutkulturen begünstigt (Hiesmayr et al., 2011). NI`s können laut der World Health Organisation (WHO) zu verlängerten Krankenhausaufenthalten, was in Österreich eine durchschnittliche Verlängerung von 9,7 auf 29 Tage bedeutet, und zu steigenden Behandlungskosten der Einrichtungsträger zwischen zehn- und fünfzehntausend Euro pro Patient führen (Hiesmayr et al., 2011). Eine daraus resultierende Berufsunfähigkeit von Patienten und ein relativer Anstieg der Mortalität um 50% (Hiesmayr et al., 2011), sind nicht selten die Ergebnisse dieser Infektionen (WHO, 2009). NI`s werden unter anderem durch die Hände des Personals übertragen (Hiesmayr et al., 2011). Um den genannten schwerwiegenden Folgen entgegenzuwirken und die Sicherheit der Patienten zu gewährleisten, ist es von höchster Wichtigkeit, die Compliance des Krankenhauspersonals und dessen Verständnis der Tragweite mangelhafter Händehygiene zu fördern und angemessen zu schulen. Trotz des bereits bestehenden Wissens über mögliche Auswirkungen kann die Compliance bezüglich adäquater Händehygiene und deren tatsächliche Umsetzung im Stationsalltag, mit weniger als 50% dargestellt werden (Meyer, 2011, zit. aus Erasmus et. al, 2010). Die Gründe für diese hohe Non-Compliance werden mit

Negativ-Vorbildern, dem sozialen Einfluss durch den individuell vorherrschenden Stationsusus, unzureichender Information und Ausbildung über Händehygiene und einer daraus resultierenden Unterschätzung der Auswirkungen beschrieben. Weiterführend verursachen eine hohe Patientendichte und Personalmangel ebenfalls eine Verringerung der Compliance des Krankenhauspersonals bezüglich dieser essentiellen Thematik (Hiesmayr et al., 2011; Meyer, 2011, zit. aus Feather et al., 2000; De Wandel et al., 2010; Erasmus et al., 2010).

Ziel dieser Literaturarbeit ist es die Beweggründe der Non-Compliance des Krankenhauspersonals bezüglich adäquater Händehygiene literaturgestützt offenzulegen und die Effektivität verschiedener Interventionsprogramme anhand von Studien aufzuzeigen, um Ansätze für die Zukunft zu schaffen.

Alle Aussagen dieser Bakkalaureatsarbeit sind, aufgrund der sprachlichen Vereinfachung, als geschlechtsneutral zu verstehen.

1.1 Begriffsdefinitionen

1.1.1 Nosokomiale Infektion

Eine nosokomiale Infektion, auch Krankenhausinfektion oder Healthcare-associated infection (HAI) genannt, ist eine lokale oder systemische Infektion, die in zeitlichem Zusammenhang mit einem Krankenhausaufenthalt oder einer ambulanten medizinischen Maßnahme steht, insofern diese Infektion nicht bereits vorher bestand oder inkubiert war (Bundesministerium für Gesundheit, 2011). Die NI wird auch als Reaktion des Körpers auf vorhandene Mikroorganismen oder deren Toxine beschrieben, wobei lokale oder systemische Infektionszeichen, verursacht durch endogene oder exogene Erreger, auftreten. Die Infektion darf nicht bereits bei der Aufnahme ins Krankenhaus bestanden haben oder in Inkubation gewesen sein. Ebenfalls als HAI zu bezeichnen sind jene Infektionen die während eines Krankenhausaufenthaltes erworben wurden, deren Symptome jedoch erst nach Entlassung augenscheinlich wurden (Robert Koch-Institut, 2011).

1.1.2 Händehygiene

Händehygiene ist ein übergeordneter Terminus der das Händewaschen mit Wasser und Seife, das hygienische Händewaschen mit Wasser und einem Antiseptikum, die hygienische Händedesinfektion durch Einreiben eines Antiseptikums und die chirurgische Händedesinfektion umfasst (Boyce et al., 2002).

In dieser Arbeit umfasst das Wort „Händehygiene" das Waschen mit Wasser und Seife und die Einreibung mit alkoholischem Händedesinfektionsmittel.

Arten:

Tab. 1: Arten der Händehygiene (Boyce et al., 2002)

Händewaschen	Das Waschen der Hände mit Wasser und nicht-antimikrobieller Seife.
Antiseptisches Händewaschen	Das Waschen der Hände mit Wasser und Seife oder anderen Reinigungsmitteln die antiseptische Wirkstoffe enthalten.
Antiseptische Händedesinfektion	Die Einreibung eines alkoholischen Händedesinfektionsmittels auf der gesamten Handoberfläche.
Chirurgische Händedesinfektion	Die präoperative Durchführung des hygienischen Händewaschens oder der alkoholischen Händedesinfektion.

Ziel:

Ziel der hygienischen Händedesinfektion ist die Elimination der transienten Flora und zusätzlich die Reduktion der residenten Flora (Boyce et al., 2002).

Durchführung der alkoholischen Händedesinfektion:

Eine Portion eines alkoholischen Händedesinfektionsmittels (etwa drei Milliliter) soll mittels Ellbogen aus einem dementsprechenden Spender entnommen und in die trockene Haut mindestens 30 Sekunden lang eingerieben werden, bis der Alkohol verdunstet ist (Medizinische Universität Wien, 2008).

Abb. 1: Technik der Händedesinfektion

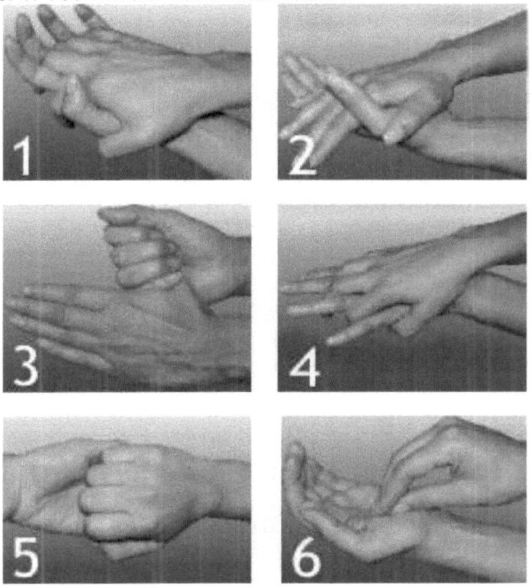

Zusammensetzung des alkoholischen Händedesinfektionsmittels „desderman® pure" (100g Lösung, hier als Beispiel angeführt):

Arzneilich wirksame Bestandteile: 78,2 g Ethanol 96%, 0,1 g Biphenyl-2-ol.

Sonstige Bestandteile: Povidon 30, Isopropylmyristat, Hexadecyl, Octadecyl, (RS)-2-ethylhexanoat, Sorbitol-Lösung 70% (kristallisierend), 2-Propanol, gereinigtes Wasser. Davon wirken Ethanol und 2-Biphenylol gegen Bakterien (inklusive Mykobakterien), Pilze und viele Viren. Die Wirksamkeit gegen Viren schließt behüllte Viren und Rotaviren ein (Schülke&Mayr GmbH, 2010).

1.1.3 Compliance

Unter dem Begriff „Compliance" ist in diesem Zusammenhang die Bereitschaft der Mitarbeiter einer Institution des Gesundheitswesens zur Einhaltung der vereinbarten hygienischen Regeln zu verstehen (Bundesministerium für Gesundheit, 2011). Ebenfalls wird „Compliance" als adäquate Aus- und Durchführung von zuvor festgelegten, richtungsweisenden Verhaltensweisen, aufgrund eines Gebotes, einer Vorschrift, einer Empfehlung oder Vereinbarung, bezeichnet. Im konkreten Fall beinhaltet dies die angemessene Umsetzung der Richtlinien zur Händehygiene (Vander, 2012).

2 Methodik

Das folgende Kapitel beinhaltet die zu bearbeitenden Forschungsfragen, beschreibt detailliert die systematische Literaturrecherche und legt die verwendeten Suchbegriffe und zuvor formulierten Ein- und Ausschlusskriterien dar.

2.1 Forschungsfrage

Folgende Forschungsfragen werden in dieser Arbeit behandelt und diskutiert:

- „Welche Einflussfaktoren wirken sich auf das Verhalten des Krankenhauspersonals bezüglich Händehygiene-Compliance aus?"
- „Welche Interventionsprogramme stellen eine effektive Methode zur Erhöhung der Händehygiene-Compliance des Krankenhauspersonals dar?"

2.2 Literaturrecherche

Um die genannten Forschungsfragen zu beantworten wurde eine systematische Recherche im Zeitraum von Februar 2012 bis Juni 2012 durchgeführt. Die zu bearbeitende Literatur wurde per Handrecherche in Fachzeitschriften, in den Suchmaschinen Google Scholar und Ebsco Host, und den Datenbanken Academic Search Premier, Cinahl, Medline und Jstor gefunden. Unter Verwendung der Operatoren AND und NOT wurden die Suchbegriffe in die jeweilige Suchmaschine/Datenbank eingepflegt und die in diesem Literaturwerk verwendeten Studien, unter Miteinbezug der festgelegten Ein- und Ausschlusskriterien, herausgefiltert.

Tab. 2: Darstellung der Suchbegriffe

Deutsche Suchbegriffe	Englische Suchbegriffe
Händehygiene	Hand hygiene
Compliance	Compliance
Verhalten	Behaviour
Gründe	Reasons
Interventionsprogramme	Intervention programs
Wahrnehmung	Perception

Zur präziseren Eingrenzung der Thematik dieser Arbeit wurden folgende Ein- und Ausschlusskriterien formuliert.

Tab. 3: Darstellung der Ein- und Ausschlusskriterien

Einschlusskriterien	Ausschlusskriterien
Händehygiene-Compliance bezogene Studien	Oberflächendesinfektion, Keimübertragung
Krankenhauspersonal	Patientenbeteiligung
Publikationen von 2000 bis 2012	Publikationen älter als 2000
Gliederung in EMED-Format	Keine Gliederung in EMED-Format
Erwachsenenpflegestationen	Kinderpflegestationen
Ergebnisparameter: Compliance	Andere Ergebnisparameter
Englisch- oder deutschsprachige Studien	Nicht englisch- oder deutschsprachige Studien

Folgend, ein Auszug aus dem Suchprotokoll im Anhang (6.1).

Tab. 4: Auszug der relevanten Studien aus dem Suchprotokoll

Datenbanken/ Suchmaschinen	Suchbegriffe	Treffer	Relevante Treffer	Gefundene Studien
Medline with Full Text	Hand hygiene AND compliance AND promotion program	7	1	Aboumatar et al. (2012)
Medline with Full Text	Hand hygiene AND compliance AND learning	8	1	Alemagno et al. (2010)
Cinahl with Full Text	hand hygiene AND compliance AND perception	11	1	Barret et al. (2007)
Cinahl with Full Text	hand hygiene AND compliance AND reasons	14	1	Erasmus et al. (2009)
Cinahl with Fulltext	Hand hygiene compliance AND intervention programm	7	1	Eveillard et al. (2011)
Academic Search Premier	Hand hygiene compliance AND gown	2	1	Golan et al. (2006)
Cinahl with Fulltext	hand hygiene practice AND compliance NOT perception	45	1	Jang et al. (2010)
Academic Search Premier	Hand hygiene AND role models	10	2 (Doppel-treffer)	Lankford et al. (2003)
Cinahl with Full Text	Hand hygiene compliance AND strategy	23	1	Marra et al. (2010)
Medline with Full Text	Hand hygiene compliance AND programme	21	1	Fittet et al. (2000)
Cinahl with Full Text	Hand hygiene AND interventional study	7	1	Siegel et al. (2007)

Eine ausführlichere Darstellung der Literaturrecherche befindet sich in Form eines großen Suchprotokolls im Anhang (6.1).

Um die Literaturauswahl anschaulich zu machen wurde ein Flowchart zur besseren Nachvollziehbarkeit kreiert (2.3).

2.3 Flowchart

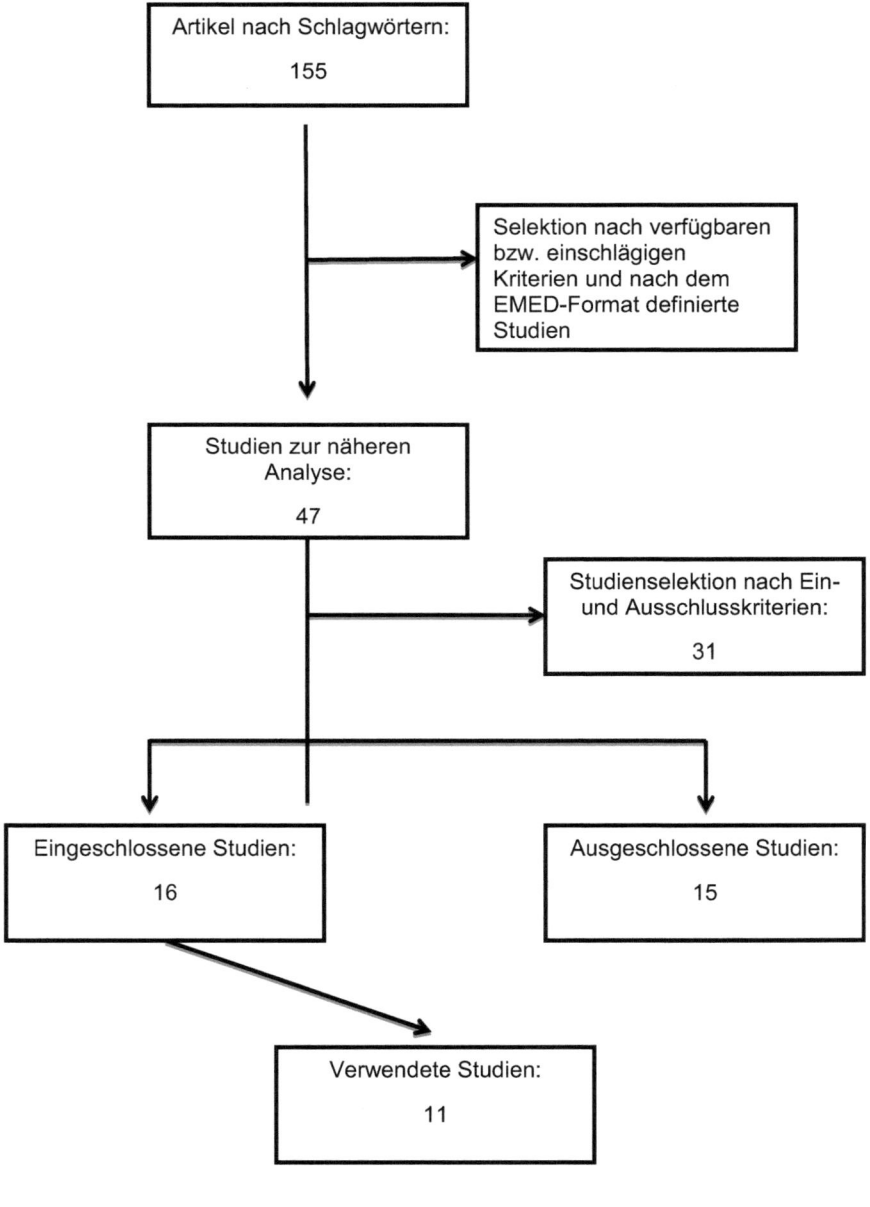

3 Ergebnisse

Im folgenden Kapitel werden die behandelten Studien nach den Kriterien „Einflussfaktoren" und „Interventionsprogramme" gegliedert, tabellarisch dargestellt, deren Resultate synthetisiert und abschließend zusammengefasst.

3.1 Einflussfaktoren

Tab. 5: Ergebnisdarstellung zum Thema Einflussfaktoren auf Händehygiene-Compliance

Autor, Jahr, Land	Barret et al. (2008), England
Population (n)	Zehn Krankenpflegeschüler
Ziel	Die Erforschung der Wahrnehmung von Händehygienepraktiken im klinischen Bereich und deren Auswirkungen auf das eigene Verhalten.
Art/Methode	Qualitativ interpretative, halbstandardisierte Einzelinterviews
Outcome/Ergebnisse	Die Händehygiene-Compliance wurde von spezifischen Barrieren wie dem Zeitdruck und der Hektik, dem Arbeitsablauf, dem aktuellen Hautzustand, dem Wissensmangel zu dieser Thematik und dem Gebrauch von Handschuhen beeinflusst. Die Schüler äußerten sich den stationsinternen Gegebenheiten anpassen zu wollen und gaben Mitarbeiter und Kollegen als wesentliche Einflussfaktoren an.
Autor, Jahr, Land	Erasmus et al. (2009), Niederlande
Population (n)	65 Teilnehmer, Fachkräfte aus den Berufsgruppen der Ärzte, der Krankenpflege, der Pflegehelfer und Bereichshelfer
Ziel	Eine qualitative Erhebung beeinflussender Faktoren des Händehygieneverhaltens des Krankenhauspersonals
Art/Methode	Halbstandardisierte Gruppen- und Einzelinterviews
Outcome/Ergebnisse	Krankenschwestern und Medizinstudenten hoben die Wichtigkeit der Händehygiene bezüglich der Verhinderung von Kreuzinfektionen zwischen Patienten und Personal hervor, während Ärzte die Selbstprotektion anführten und den Wunsch nach wissenschaftlich fundierten Erkenntnissen in diesem Bereich äußerten. Alle Teilnehmer gaben an, dass persönliche Einstellungen hinsichtlich der Effektivität von Händehygiene, die individuelle Wahrnehmung des Grades der Verunreinigung der durchzuführenden Maßnahme und der Einfluss ranghöherer Mitarbeiter als Vorbilder signifikante Einflussfaktoren sind.
Autor, Jahr, Land	Jang et al. (2010), Kanada
Population (n)	153 Fachkräfte des Gesundheitswesens unterteilt in 17 Fokusgruppen
Ziel	Die Erhebung verhaltensbeeinflussender Faktoren bezüglich adäquater Händehygiene
Art/Methode	Halbstandardisierte Fokusgruppendiskussionen
Outcome/Ergebnisse	Die Teilnehmer befanden die aktuellen Händehygienerichtlinien als konservativ und „nicht integrierbar" in den Arbeitsalltag. Dabei wurde über die Durchführung der Händedesinfektion oftmals nach eigenem Ermessen entschieden. Als Hauptgrund für adäquate Durchführung wird vor allem der Selbstschutz angegeben. Ein Mangel an wissenschaftlich gestütztem Wissen wurde offengelegt, wobei die Teilnehmer Interesse und Bereitschaft bezüglich Schulungen oder Interventionsprogrammen angaben. Ebenfalls als signifikanter Faktor wurde der Einfluss des Händehygieneverhaltens vor Kollegen und Mitarbeitern als Vorbilder identifiziert.

In der Studie von Erasmus et al. (2009) gaben alle Probanden zu, dass Non-Compliance bezüglich der internen Händehygiene-Richtlinien regelmäßig auftritt. Die 17 Fokusgruppen der Untersuchung von Jang et al. (2010) bestätigten dieses Faktum und hoben hervor, in Bezug auf Händedesinfektion zur Kompromissbereitschaft zu neigen, da die Richtlinien als realitätsfern und oftmals kaum adäquat in den Arbeitsalltag integrierbar empfunden werden. Die Teilnehmer beschrieben, dass Unterbrechungen, wie unter anderem Notfälle, den gewohnten Ablauf stören und dadurch andere Prioritäten entstehen lassen (Jang et al., 2010).

Als zentraler Hauptfaktor für mangelhafte Händehygiene-Compliance wurde die Einstellung des Individuums zu der Thematik aufgezeigt. Diesbezüglich führten Erasmus et al. (2009) den Selbstschutz und die Prävention von Kreuzinfektionen unter Patienten an. Zusätzlich dazu wurde von Jang et al. (2010) der Schutz der Personen im nahen Umfeld als beitragender Faktor beschrieben.

Auch der Einfluss des subjektiv wahrgenommenen Grades der Verunreinigung der zu behandelnden Kontaktstelle, die Unterscheidung zwischen Hochrisikopatienten und Niedrigrisikogruppen und die persönliche Risikosituation wurde als signifikant aufgezeigt (Jang et al., 2010). Die Teilnehmer der Studie von Erasmus et al. (2009) bemerkten, dass Händedesinfektion am wahrscheinlichsten durchgeführt wird, wenn die Hände als schmutzig empfunden werden, aufgrund des Bedürfnisses sich nach Kontakt mit kontaminierten Arealen sauber zu fühlen. Ebenfalls angeführt wurde eine erhöhte Durchführungsrate vor dem Essen und am Ende einer Dienstschicht (Erasmus et al., 2009). Gegensätzlich dazu berichteten Jang et al. (2010) eine

Desensibilisierung bezüglich des Infektionsrisikos bei Mitarbeitern die häufig Wunden und Körperflüssigkeiten von Patienten ausgesetzt sind

Als weitere wesentliche Barriere hinsichtlich der adäquaten Durchführung der Händehygiene wurde unzureichende Information und der Mangel an regelmäßigen Schulungen diesbezüglich geäußert (Jang et al., 2010). Die Probanden der Untersuchung von Barret et al. (2003) erwähnten darüber hinaus Unsicherheiten in verschiedenen Bereichen, wie der Länge der Durchführung der Desinfektion und dem richtigen Zeitpunkt der Anwendung. Auch Erasmus et al. (2009) hob die Wichtigkeit evidenz-basierter Forschung zu dieser essentiellen Thematik hervor, um die Rolle der Händehygiene im Krankenhaus zu verdeutlichen.

Ebenfalls einen großen Diskussionspunkt stellte der Einfluss der Händehygienepraktiken der Kollegen und insbesondere der Führungskräfte dar (Erasmus et al., 2009). Es wurde bemerkt, dass stationsinterne Praktiken die diesbezüglich beobachtet werden, unabhängig davon ob diese positiven oder negativen Ursprungs waren, übernommen werden, um sich an die institutionell individuellen Gegebenheiten anzupassen (Barret et al., 2008). Nach Jang et al. (2010) haben vor allem dienstältere ranghöhere Angestellte einen gewichtigen Einfluss auf die Handlungsweisen der Mitarbeiter. Deren Vorbildwirkung könnte demnach einen bedeutsamen Ansatz zur Steigerung der Compliance darstellen. Hinzufügend schilderten die Probanden der Untersuchung von Barret et al. (2008) Angst vor schlechten Beurteilungen und davor nicht als Teammitglied akzeptiert und integriert zu werden, sollten sie sich „gegen das System" stellen oder ausgelernte hochrangigere Mitarbeiter mit negativen Beobachtungen konfrontieren.

Auch die Teilnehmer der Studie von Jang et al. (2010) äußerten das Anliegen ein konstruktives Arbeitsklima zu schaffen, in dem es akzeptiert wird Kollegen zu adäquater Händehygiene zu ermutigen und sich gegenseitig zu erinnern, wodurch sich die Wichtigkeit der Teamdynamik herauskristallisiert. Darüber hinaus wurde von Erasmus et al. (2009) die Tatsache angeführt, dass das gegenseitige „darauf aufmerksam Machen" häufiger Händehygiene durchzuführen mit gesellschaftlichen Schwierigkeiten verbunden ist und deswegen vermieden wird.

Als häufig auftretender Nachteil der Händedesinfektion wurde die dadurch verursachte Trockenheit und Rigidität der Haut verbunden mit Schmerz (Erasmus et al., 2009) sowie Hautschäden und -irritationen genannt (Jang et al., 2010; Barret et al., 2008). Insbesondere Probanden mit bereits bestehenden Hautproblemen, wie Ekzemen, schilderten eine Verminderung der Händehygiene-Compliance aufgrund der Befürchtung einer Verstärkung der Symptome (Barret et al., 2008).

Als weitere Einflussfaktoren auf das Händehygieneverhalten wurden der Mangel an Verfügbarkeit und Zugang zu Händehygieneartikeln, Vergesslichkeit und der Zeitdruck identifiziert (Jang et al., 2010; Erasmus et al., 2009; Barret et al., 2008). Auch die hohe Arbeitsbelastung in den Frühschichten, in denen die Körperpflege der Patienten und zahlreiche dazugehörige Aufgaben erledigt werden müssen, wurde hervorgehoben sich negativ auf die Compliance auszuwirken (Barret et al., 2008). Ebenfalls aufgezeigt wurde die Korrelation mit der Bedeutung der Art der durchzuführenden Aufgaben. Den Ergebnissen zufolge wurde die Händehygiene bei Maßnahmen wie Fiebermessungen, Blutdruck- und Pulsmessungen als weniger wichtig empfunden (Barret et al. 2008).

Darüber hinaus wurde die Verwendung von Handschuhen als effektiver Ersatz für adäquate Händehygiene angesehen und als leichtere, schnellere Handhabung des Problems empfunden (Barret et al., 2008).

3.2 Interventionsprogramme

In diesem Abschnitt werden verschiedene Interventionsprogramme tabellarisch dargestellt und deren Methodik und Resultate detailliert beschrieben.

Tab. 6: Ergebnisdarstellung zum Thema Interventionsprogramme zur Steigerung der Compliance

Autor, Jahr, Land	Aboumatar et al. (2012), Amerika
Studiendesign/ Population (n)	Design: Observationsstudie Zeitraum: November 2007 bis Jänner 2009 N= Das Krankenhauspersonal des John Hopkins Hospital
Erhebungsinstrumente	Observationen wurden von geschultem Personal anhand von 15 festgelegten klinischen Szenarien durchgeführt. Eine Händehygiene Episode entsprach der Anwendung alkoholischer Händedesinfektion oder der Waschung mit Wasser und Seife vor oder nach Patientenkontakt
Intervention/ Exposition	Ein multimodales Promotion-Programm anhand des PRECEDE Modells, welches eine Kommunikations-Informationskampagne, Schulungen, Engagement von Führungskräften, Umgebungsoptimierungen, Durchführungsobservationen und Feedback beinhaltete.
Outcome/Ergebnisse	Die allgemeine Händehygiene-Compliance erhöhte sich in allen Disziplinen und auf allen Stationen. Beim pflegerischen Personal steigerte sich die Compliance von 35% auf 77% (p<0.001), beim medizinischen Personal von 38% auf 62% (p<0.001) und bei den Raumpflegefachkräften von 27% auf 75% (p<0.001).
Autor, Jahr, Land	Alemagno et al. (2010), Amerika
Studiendesign/ Population (n)	Design: Quantitative Längsschnittstudie Zeitraum: Sechs Wochen N=256 Fachkräfte des Gesundheitswesens (davon 242 Pflegefachkräfte)
Erhebungsinstrumente	Online Umfragen. Selbsteinschätzung anhand interner Richtlinien
Intervention/ Exposition	Ein Online-Edukationsprogramm zum Thema Händehygienepraktiken und Richtlinien, Förderung der Veränderung von Verhaltensweisen
Outcome/Ergebnisse	Es zeigte sich eine signifikante Verbesserung in den Bereichen des Wissens über Händehygiene und selbsteingeschätzte Compliance. 97% der Probanden befanden das Interventionsprogramm als effektiv bezüglich der Erhöhung ihrer Compliance.

Autor, Jahr, Land	Eveillard et al. (2011), Frankreich
Studiendesign/ Population (n)	Design: Observationsstudie (Vorher-Nachher) Zeitraum: November 2008 bis Mai 2009 N= Vier Einrichtungen des Gesundheitswesens (Akutgeriatrie, Pflegeheime, Reha-Zentren), 75 Fachkräfte (Doktoren, Krankenpflegepersonal, Krankenpflegeschüler, Pflegehelfer).
Erhebungsinstrumente	Direkte Observationen durch externe Beobachter (geschultes Hygienepersonal, dieselben Beobachter vor und nach der Implementierung der Intervention).
Intervention/ Exposition	Ein vielfältiges Trainingsprogramm einschließlich Schulungseinheiten, Gruppendiskussionen, Übungen mit der UV-Licht „Teaching-Box", Flugblätter, Poster und Diskussionsforen.
Outcome/Ergebnisse	Eine signifikante Verbesserung der Compliance innerhalb einer Maßnahme wurde beobachtet (39,0% vs. 19,0%; $p<10^{-5}$), sowie hinsichtlich der Verwendung von Handschuhen (71,4% vs. 52,0%; $p<0,001$) und der Qualität der Durchführung der Einreibung mit alkoholischer Händedesinfektion (85,0% vs. 71,9%; $p<10^{-5}$)
Autor, Jahr, Land	Golan et al. (2006), Amerika
Studiendesign/ Population (n)	Design: Crossover-Design, Interventionsstudie Zeitraum: Februar 2002 bis März 3003 N= Das medizinisch-pflegerische Personal zweier Intensive-Care Units (ICUs) des Tufts-New England Medical Center, ~100 Fachkräfte
Erhebungsinstrumente	Zehn Beobachter führten Observationen anhand eines Datenerhebungsformulars durch, welches speziell für die Untersuchung modifiziert wurde.
Intervention/ Exposition	Die Entfernung eines Bausteins im Hygiene-Standard bezüglich der Verpflichtung einen Kleiderschutz anzulegen (Kontrollphase). Diese Verbindlichkeit galt vor bis nach dem Kontakt mit infektiösen Patienten die an der Besiedelung von Methillicin-resistentem Staphylococcus aureus (MRSA) oder Vancomycin-resistentem Enterococcus (VRE) litten.
Outcome/Ergebnisse	Die Hypothese dass sich die Anforderung von Kleiderschutz positiv auf die Händehygiene-Compliance des Personals auswirkt, konnte nicht bestätigt werden, da sich die Ergebnisse als nicht signifikant darstellten.
Autor, Jahr, Land	Lankford et al. (2003), Amerika
Studiendesign/ Population (n)	Studiendesign: Observationsstudie Zeitraum: Periode 1: 8.Oktober 1998 bis 28. April 1999 (altes Krankenhaus), Periode 2: 7.Juli bis 23. Dezember 1999 (neues Krankenhaus) N=Fachkräfte von vier Pflegestationen (Interne und Operative Intensivstation, Hämato-,Onkologie, Organtransplantationsstation) des Northwestern Memorial Hospital
Erhebungsinstrumente	Beobachter (Ein Arzt, zwei Fachkräfte der Infektionsbekämpfung, ein Mikrobiologe) protokollierten anhand eines spezifischen Datenblattes.
Intervention/ Exposition	Die Errichtung eines Krankenhauses mit gesteigerter Anzahl von Spülbecken, hochrangige Mitarbeiter die keine Händehygiene durchführten.
Outcome/Ergebnisse	Die Händehygiene des Personals wird signifikant vom Verhalten höherrangiger Mitarbeiter beeinflusst. Eine gesteigerte Anzahl von Spülbecken, wirkte sich nicht verbessernd auf die Händehygiene-Compliance aus.

Autor, Jahr, Land	Marra et al. (2010), Amerika
Studiendesign/ Population (n)	Design: Kontrollstudie Zeitraum: April 2008 bis Dezember 2008 N= Zwei Überwachungsstationen mit jeweils 20 Betten (Ost-West)
Erhebungsinstrumente	Die Händehygiene-Compliance der Probanden wurde anhand elektronischer Desinfektionsmittelspender mit integriertem Zähler erhoben
Intervention/ Exposition	Die Implementierung einer „Positive Deviance"-Strategie, welche die Einbindung ausgewählter Individuen in den Verbesserungsprozess bezüglich der Händehygiene-Compliance beinhaltet. „Positive Deviance" basiert auf der Beobachtung, dass sich in jeder Gemeinschaft Personen oder Gruppen befinden deren Verhalten und Bewältigungsstrategien sie dazu befähigen bessere Lösungsansätze unter Verwendung gleicher Ressourcen zu finden.
Outcome/Ergebnisse	Die Händehygiene-Compliance konnte durch die Implementierung der „Positive Deviance"-Strategie signifikant verbessert werden und geht mit einer Verringerung der Prävalenz nosokomialer Infektionen einher. Es bedarf jedoch weiterer Forschung auf diesem Gebiet.
Autor, Jahr, Land	Pittet et al. (2000), Schweiz
Studiendesign/ Population (n)	Design: Observationsstudie Zeitraum: Von Dezember 1994 bis Dezember 1997 N= Das Krankenhauspersonal der Universitätsklinik Genf
Erhebungsinstrumente	Umfragen: Eine Grundlagenerhebung und sechs Umfragen, zweimal pro Jahr (Juni, Dezember) Observationen: Ein strukturiertes Protokoll zur Erhebung der Anzahl der Händehygienemöglichkeiten
Intervention/ Exposition	Ein Händehygiene Promotion Programm bestehend aus A3 Farbpostern, der ausreichenden Verteilung von Desinfektionsmittelspendern auf allen Stationen und Desinfektionsmittelflaschen im Taschenformat, und die Einbindung dienstälterer Mitarbeiter und Führungskräfte in die Programmentwicklung.
Outcome/Ergebnisse	Die allgemeine Händehygiene-Compliance verbesserte sich zunehmend von 48% 1994, auf 66% im Jahr 1997 ($p<0.001$). Während die Anzahl der Episoden des Händewaschens mit Wasser und Seife gleich blieb, erhöhte sich die Häufigkeit der Verwendung von Händedesinfektionsmittel erheblich ($p<0.001$). Händehygiene verbesserte sich deutlich in den Berufsgruppen der Krankenpflege und Pflegehelfer, blieb jedoch weiterhin mangelhaft bei Ärzten.
Autor, Jahr, Land	Siegel et al. (2007), Amerika
Studiendesign/ Population (n)	Design: Quasi-experimentelle Studie Zeitraum: Zwei Wochen Basiserhebung, 14 Wochen Observierung N= 47 Fachkräfte des onkologischen Akut-Krankenhauses in Süd-Florida
Erhebungsinstrumente	Ein demographisches Datenblatt, ein Fragebogen zur Realisierbarkeit des tragbaren Desinfektionsmittelsprays und das Protokoll zur Observierung der Händehygiene-Möglichkeiten.
Intervention/ Exposition	Die Einführung eines um den Hals tragbaren Händedesinfektionssprays.
Outcome/Ergebnisse	Trotz der positiven Reaktion der Probanden auf den Händedesinfektionsspray konnte eine Verringerung der Händehygiene-Compliance beobachtet werden.

Die Autoren Aboumatar et al. (2012) zogen das „Predisposing, Reinforcing, and Enabling Constructs in Educational Diagnosis and Evaluation" (PRECEDE) Modell zur Erstellung des „Wash/clean hands, Identify and isolate early, Precautions use Environment kept clean, Share the commitment, raise your hand" (WIPES) Infektionspräventionsprogramms heran. Unter Miteinbezug umweltbezogener und individueller Faktoren wie Wissen, Einstellungen und Überzeugungen, wurden auf Basis der „Behaviour change theory" zwei Hauptverhaltensweisen, Händehygiene gemäß den internen Richtlinien und das „Darauf hinweisen" von Kollegen diese durchzuführen, gezielt bearbeitet (Aboumatar et al., 2012).

Das WIPES-Programm umfasste sechs Komponenten. Aboumatar et al. (2012) initiierten eine Kommunikations-Informationskampagne die dargestellte Einzel- oder Gruppenfotos von 30 Führungskräften beinhaltete, um die Infektionspräventionsbotschaft zu verbreiten. Schulungen zur Thematik wurden veranlasst mittels Standardmethoden, interaktiven Spielen und „Online-Learning"-Programmen (Aboumatar et al., 2012). Die Absolvierung eines 20-minütigen Onlinekurses bezüglich der Prävention nosokomialer Infektionen wurde Teil der Standardanforderung an das Krankenhauspersonal. Um die Umweltbedingungen zu optimieren brachten Aboumatar et al. (2012) 2500 Händedesinfektionsspender vor Patientenzimmern, zwischen Patientenbetten und in öffentlichen Bereichen strategisch an. Darüber hinaus wurden Poster die die genaue Durchführung der Händedesinfektion bildlich darstellten, entwickelt (Aboumatar et al., 2012). Aufgrund des gezielten Miteinbezugs von Führungskräften wurde diesen ein Promotion-Leitfaden mit Checkliste zugesandt, der Ratschläge bezüglich Selbstkontrolle und Feedback enthielt. Die

Thematik Händehygiene-Compliance wurde regelmäßig bei Sitzungen von Führungsorganen diskutiert. Aboumatar et al. (2012) ließen verdeckte Observationen durchführen und ein Online Händehygiene Dashboard erstellen, auf das jeder Mitarbeiter Zugriff hatte und die Compliance-Raten von def nierten Berufsgruppen und Stationen ablesen konnte. Dabei wurden die Abteilungen mit den höchsten Raten anerkannt und ausgezeichnet als „Händehygiene Superstars", welche mittels Gruppenfotos in den Krankenhausgängen aufgehängt oder auf Bildschirmen angezeigt wurden (Aboumatar et al., 2012).

Gemessen wurden die Compliance-Rate anhand des Prozentsatzes der Episoden, geteilt durch die Gesamtzahl der Observationen. Darüber hinaus wurde von Aboumatar et al. (2012) der monatliche Verbrauch von Händedesinfektionsmittel in Milliliter pro 1000 Patiententage im ersten Studienjahr erhoben.

Die Gesamtzahl der Observationen im Studienzeitraum betrug 74746, das heißt durchschnittlich 2093 pro Monat, wobei die Interraterreliabilität bei 0,90 lag. Allgemein kann laut Aboumatar et al. (2012) gesagt werden, dass die Compliance sich als tendenziell steigend verdeutlichte und sich als nachhaltig erwies. Die krankenhausweite Händehygiene-Compliance wurde mit der Erhöhung von 34%, innerhalb der ersten sechs Monate, auf 72% während den letzten sechs Monaten der Untersuchung beschrieben (p<0.001) (Aboumatar et al., 2012). Die Anzahl der Betten pro Station und das Pflegekraft/Patient-Verhältnis stellten sich als keine signifikanten Einflussfaktoren heraus (Aboumatar et al., 2012).

Eine Erhöhung der Compliance vom Zeitpunkt t0 (Oktober 2007 bis April 2008) bis t2 (März 2010 bis August 2010), zeigte sich in aller patientenrelevanten Berufsgruppen und auf allen Stationen. Beim pflegerischen Personal steigerte sich diese von 35% auf 77% (p<0.001), beim medizinischen Personal von 38% auf 62% (p<0.001) und bei den Raumpflegefachkräften von 27% auf 75% (p<0.001) (Aboumatar et al., 2012). Die durchschnittliche Steigerung des Händehygiene-Compliance Prozentsatzes der einzelnen Stationen betrug, den Untersuchungen von Aboumatar et al. (2012) zufolge, 31% (p<0,001).

Der Verbrauch von alkoholischem Händedesinfektionsmittel steigerte sich von 15,6 Litern pro 1000 Patiententage im Oktober 2007 auf 44,5 Liter pro 1000 Patiententage im Dezember 2008 (p<0.001), was eine positive Korrelation mit der Händehygiene-Compliance ergab (Spearman rank correlation coefficient, 0,545; p=0,067) (Aboumatar et al., 2012).

Die Autoren Alemagno et al. (2010) widmeten sich der Evaluation der Effektivität einer neuen Online-Learning Methode zur Steigerung des Händehygienebewusstseins, des Wissens darüber sowie der Einhaltung der diesbezüglichen Richtlinien. Das Online Programm klärte die 256 auf freiwilliger Basis rekrutierten Probanden über die Vorteile von adäquater Händehygiene auf und forderte sie zu Selbsteinschätzung bezüglich deren Verhalten und deren Wissen über die Thematik auf (Alemagno et al., 2010). Die Intervention gliederte sich in ein dreiteiliges Online-Edukationsprogramm. Der erste Teil bestand aus einem Anmeldungsmodul, einem Präwissenstest über Händehygiene, einem zehnminütigen Video über Fakten und Praktiken, einem Postwissenstest, einer Händehygiene Selbsteinschätzung und einem Händehygiene Selbstverbesserungsplan. In den darauf folgenden drei Wochen erhielten die Teilnehmer der Studie von Alemagno et al. (2010) Tipps und Motivationsnachrichten per E-Mail. Im zweiten Teil wurde eine

Selbsteinschätzung durchgeführt und der personalisierte Selbstverbesserungsplan erneut eingesehen. Nach weiteren drei Wochen schlossen die Versuchspersonen den dritten Teil, bestehend aus einem Wissenstest und einer Evaluationsumfrage zur Effektivität der Untersuchung, ab (Alemagno et al., 2010).

Die Autoren der Studie von Alemagno et al. (2010) stellten fest, dass sich das Wissen der Probanden bezüglich der Thematik signifikant erhöhte. Insbesondere im Punkt der Erkenntnis, dass ein alkoholisches Händedesinfektionsmittel die wirksamste Methode gegen pathogene Keime ist, erhöhte sich zwischen Prä- und Posttest von 69,5% auf 95,3%. Ebenfalls prägnant, war die Steigerung um das Wissen, dass adäquate Händehygiene nur in 50% der Fälle durchgeführt wird, welche mit 53,5% auf 93,4% beschrieben werden kann (Alemagno et al., 2010)

Die Autoren Eveillard et al. (2011) führten zu Beginn der Untersuchung im November 2008 eine zweiwöchige Basisevaluation des aktuellen Compliance-Status mit inkludiertem Feedback durch. Danach wurden Gruppendiskussionen mit den Probanden abgehalten, um vorhandene Schwächen zu identifizieren und das Interventionsprogramm präzise darauf abzustimmen. Im anschließenden Jahr implementierten Eveillard et al. (2011) ein Trainingsprogramm zur Steigerung der Händehygiene-Compliance, der adäquaten Handschuhverwendung und der Qualität der Einreibung der alkoholischen Händedesinfektion. In den ersten fünf Monaten beinhaltete die Intervention drei multidisziplinäre sechsstündige Schulungseinheiten mit der Nachstellung von Szenarien und diesbezüglichen Debatten, geführt von Mikrobiologen und Hygienekrankenpflegepersonal (Eveillard et al., 2011). Die Teilnehmer der Studie von Eveillard et al. (2011) wurden dazu angehalten, die erhaltenen Informationen aus den Schulungen an deren Stationsteams weiterzuleiten und als positives Vorbild bezüglich adäquater Händehygiene zu agieren. Im Zusammenhang damit wurden regelmäßig verbale Erinnerungen vom Hygienekrankenpflegepersonal ausgeführt (Eveillard et al., 2011). Ebenfalls abgehalten wurden Trainingseinheiten mit der UV-Licht „Teaching Box". Die Versuchspersonen wurden gebeten sich mit zwei bis drei Milliliter alkoholischem Desinfektionsmittel, welches eine phosphoreszierende Substanz enthielt, die Hände einzureiben (Eveillard et al., 2011). Unter Verwendung des UV-Lichts der „Teaching Box", konnten die Probanden die Areale ermitteln, die sie unzureichend versorgt hatten. Zur Verinnerlichung bekamen die Teilnehmer ein Poster, welches die verschiedenen Phasen der Händedesinfektion zeigte (Eveillard et al., 2011).

Abschließend im Mai 2009 widmete jede der vier Einrichtungen ein bis fünf Tage der institutionellen Kommunikation zum Thema Händehygiene. Es wurden Flugblätter, Poster, Informationen zu Diskussionsforen und „Teaching-Boxen" an markanten Schlüsselpunkten der Einrichtungen platziert (Eveillard et al., 2011).

Die Observationen der Händehygienepraktiken der Angestellten der jeweilige Institution wurden von spezifisch geschultem Personal durchgeführt, wobei vor und nach der implementierten Intervention dieselben Beobachter agierten   (Eveillard et al., 2011).

Die Autoren Eveillard et al. (2011) zeichneten im gegebenen Studienzeitraum 969 Patientenkontakte (468 in der ersten Phase, 501 in der zweiten Phase) auf, entsprechend 1470 Händehygiene-Möglichkeiten (760 in der ersten Phase, 710 in der zweiten Phase). Ein signifikanter Unterschied der Compliance zwischen den zwei Evaluationsphasen zeigte sich im Bereich „Vor Patientenkontakt" und „Nach Patientenkontakt mit mehreren Händehygiene-Möglichkeiten" (57,5% vs. 75,9%, p<0.001; 60,9% vs. 97,6%, p<10^{-7}). Die allgemeine Compliance bezüglich den Möglichkeiten vor und nach Patientenkontakt stellte sich allerdings als ähnlich heraus (73.7% vs. 74,9%) (Eveillard et al., 2011). Eine wesentliche Differenz wurde zwischen zwei Kontakten mehrerer Händehygiene-Möglichkeiten offengelegt (19,0% vs. 39,0%; p<10^{-5}). Diese signifikante Verbesserung variierte je nach Institution (9,9%-41,7%) (Eveillard et al., 2011).

Es ist anzumerken, dass sich die Händehygiene-Compliance der Mitarbeiter vor und nach Patientenkontakt, nach der Implementierung des Interventionsprogrammes, als signifikant erhöht darstellte (1,4% vs. 25,4%). Jedoch zeigte sich die allgemeine Compliance von der ersten zur zweiten Phase als nicht gesteigert (61,2% vs. 60,7%) (Eveillard et al., 2011).

Auf der anderen Seite fanden die Autoren Eveillard et al. (2011) heraus, dass sich die Händehygiene-Compliance nach Verwendung von Handschuhen deutlich erhöhte (64,1 % vs. 78,0%; p<0,05). Ebenfalls angezeigt wurde eine signifikante Verbesserung der Qualität der Einreibung mit alkoholischem Händedesinfektionsmittel (71,9% vs. 85,0%; p<10^{-5}) und der Anteil der gebrauchten Handschuhe in gerechtfertigten Situationen (52,0% vs. 71,4%; p<0,001) (Eveillard et al., 2011).

Die Studie der Autoren Golan et al. (2006) gliederte sich in ein Drei-Phasen Konzept. In der zweimonatigen ersten Phase, wurde auf beiden ICUs das Anlegen von Kleiderschutz vor bis nach Patientenkontakt vorausgesetzt. In der sechs-monatigen zweiten Phase wurde dieser Baustein des Hygienestandards in der operativen ICU abgesetzt und in der internen ICU weitergeführt. Die sechs-monatige dritte Phase beinhaltete, dass die Kleiderschutzpflicht in der internen ICU eingestellt und in der operativen ICU wieder aufgenommen wurde (Golan et al., 2006). Die Händehygienemöglichkeiten wurden anhand der internen Richtlinien definiert. Dabei stellte das Waschen der Hände mit Wasser und Seife und die Einreibung mit alkoholischem Händedesinfektionsmittel jeweils eine Möglichkeit dar (Golan et al., 2006). Das Signifikanzniveau (α) wurde mit 0,05 festgelegt.

Golan et al. (2006) führten im Studienzeitraum Februar 2002 bis März 2003 170 Stunden Observationen durch, wobei 1619 Händehygienemöglichkeiten aufgezeichnet wurden. Die allgemeine Händehygiene-Compliance konnte hier mit 10,1% vor Patientenkontakt und 35,6% nach Patientenkontakt beschrieben werden (Golan et al., 2006). Ein wesentlicher Unterschied zeigte sich zwischen den Berufsgruppen, wobei sich das Krankenpflegepersonal zu 39,9%, Ärzte zu 38,4% und anderes Personal zu 22,3% als compliant erwies. Golan et al. (2006) fanden ebenfalls heraus, dass die Compliance-Raten bei Kategorien der „Im-Zimmer-Aktivitäten" variierten. Es ergab sich die höchste Rate nach Kontakt mit Körperflüssigkeiten des Patienten (48%), gefolgt von der Compliance nach Patientenkontakt (42%) und anderen „Im-Zimmer-Aktivitäten" (22%) (Golan et al., 2006).

Eine signifikante Differenz zeigte sich nach Patientenkontakt unter Verbindlichkeit der Vorsichtsmaßnahmen, im Gegensatz zu Patientenkontakt ohne Verpflichtung von Kleiderschutz (43% vs. 28%; $p<0.001$). Golan et al. (2006) fanden zusätzlich heraus, dass die Compliance-Rate vor Patientenkontakt sich in der Kontroll- und Interventionsphase als ähnlich herausstellte (11% vs. 10%).

Die Autoren Golan et al. (2006) kamen zu dem Ergebnis, dass kein signifikanter Unterschied zwischen der Händehygiene-Compliance in der Kontroll- und der Interventionsphase erwiesen werden konnte (45% mit Verpflichtung von Kleiderschutz vs. 39% ohne verpflichtenden Kleiderschutz). Lediglich drei Untergruppen zeigten eine beträchtliche Verringerung der Compliance-Rate an (Ärzte nach Patientenkontakt: 57% vs. 39%, $p<0.026$; anderes Personal nach Kontakt mit Körperflüssigkeiten: 59% vs. 39%, $p<0.031$; anderes Personal nach Aktivitäten ohne Kontakt mit Patienten oder Körperflüssigkeiten: 19% vs. 10%, $p<0.031$) (Golan et al., 2006).

Die allgemeine Compliance bezüglich der adäquaten Verwendung von Handschuhen und Kleiderschutz stellte sich als 62% und 63% heraus (Golan et al., 2006). Das Personal zeigte sich, in Bezug auf die Compliance hinsichtlich der gerechtfertigten Anwendung von Handschuhen, zu 85% compliant und zu 44% als non-compliant ($p<0.001$). Darüber hinaus erwies sich die Compliance-Rate im Hinblick auf die Anlegung von Kleiderschutz als 81% vs. 48% ($p<0.001$) (Golan et al., 2006).

Die Untersuchung von Lankford et al. (2003) fand in der ersten Periode im alten Krankenhaus auf vier ausgewählten Stationen statt. Spülbecken-zu-Bett Ratio war auf der hämato-, onkologischen Station 8:33, auf der Organtransplantationsstation 4:23 und 1:1 auf den ICUs. Im neuen Krankenhaus wurde die Anzahl der Spülbecken erheblich erhöht und in ausnahmslos jedem Patientenzimmer angebracht (Lankford et al., 2003).

In den zwei Studienperioden wurden einstündliche Observationen an Wochentagen und Tagdiensten durchgeführt. Die Beobachter der Studie von Lankford et al. (2003) wurden trainiert anhand des Datenblattes objektiv zu protokollieren.

Um den Einfluss höherrangiger Mitarbeiter auf die Compliance anderer Angestellter zu erheben, definierten die Autoren Lankford et al. (2003) eine Hierarchie wie folgt: Oberarzt/Primarius, Stationsarzt, Krankenpflegepersonal, Therapeuten, technisches Personal, Raumpflegefachkräfte und Transportkräfte.

Lankford et al. 2003) zeichneten insgesamt 560 Interaktionen zwischen Personal und Patienten auf, was 729 Händehygienemöglichkeiten ergab. Davon wurden 305 (41,8%) im alten Krankenhaus und 424 (58,2%) im neuen Krankenhaus erhoben (Lankford et al., 2003).

Lankford et al. (2003) fanden heraus, dass die Händehygiene-Compliance des Personals bei Zimmereintritt signifikant höher im alten Krankenhaus war (12%; 36/304) verglichen mit dem neuen Krankenhaus (6%; 26/424). Die allgemeine Compliance erwies sich ebenfalls als signifikant besser im alten als im neuen Krankenhaus (53% [161/304] vs. 23% [97/417]; p<0,001) (Lankford et al., 2003). Darüber hinaus stellte sich die Compliance nach einer Händehygienemöglichkeit (35,7%;

258/721) als deutlich höher heraus als davor (8,5%; 62/727; p<0,001) (Lankford et al., 2003).

Das wesentlichste Resultat der Untersuchung von Lankford et al. (2003) sagte aus, dass wenn sich eine höherrangige Person im Raum befand und keine Händehygiene ausübte sich die diesbezügliche Compliance der übrigen Mitarbeiter signifikant verringerte (Händehygiene durchgeführt: Ja 12%, Nein 77%; p<0,001).

Bei weiteren Evaluationen des Gruppenverhaltens durch die Autoren Lankford et al. (2003) zeigte sich, dass verglichen mit der Anwesenheit einer Einzelperson im Patientenzimmer, Mitarbeiter mit einer höherrangigen Person im selben Zimmer, die keine Händehygiene durchführte, signifikant geringer adäquate Händehygiene betrieben (Anmerkung: In jeder dieser Situationen handelte es sich bei der höherrangigen Person um einen Arzt oder eine Krankenpflegekraft).

Ein überraschendes Ergebnis stellte der nicht-signifikante Unterschied in der Frequenz der ausgeführten Händehygiene zwischen der Anwesenheit einer Einzelperson im Patientenzimmer und den Mitarbeitern, wenn eine höherrangige Person oder Gruppe im Zimmer Händehygiene betrieb, dar (Lankford et al., 2003).

Diese aussagekräftige Beobachtung untermauert die Tatsache, dass der Effekt von Vorbildern bezüglich adäquat durchgeführter Händehygiene hoch signifikant ist, jedoch gleichzeitig einen bedeutend negativen Einfluss auf das Verhalten anderer Mitarbeiter ausüben kann (Höherrangige Angestellte führen Händehygiene durch/Einfluss auf andere Mitarbeiter: Ja: p=0,7, Nein: p<0,001) (Lankford et al., 2003).

Die neunmonatige Kontrollstudie von Marra et al. (2010) gliederte sich in drei Projektphasen. Von April bis Juni 2008 (Phase 1) wurde eine Basiserhebung der Händehygiene-Episoden und NI`s beider Stationen durchgeführt. Danach wurde von Juli bis September 2008 (Phase 2) in der Ost-Station (Interventionsstation) die „Positive Deviance"-Strategie eingeführt, während die West-Station als Kontrollstation fungierte. Aufgrund des einschlägigen Erfolges der Strategie entschieden sich die Autoren Marra et al. (2010) in der dritten Phase von Oktober bis Dezember 2008 das Projekt auf die West-Station auszuweiten.

Die Händehygiene-Episoden wurden anhand elektronischer Desinfektionsmittelspender mit integriertem Zähler, in jedem Patientenzimmer platziert, aufgezeichnet (Marra et al., 2010). Der Ansatz der „Positive Deviance"-Strategie war es jedem Individuum das mit Patienten in Kontakt kam, die Bedeutung der Händehygiene näherzubringen. Da die Berufsgruppen rund um den Patienten die Experten auf ihrem Gebiet sind, ließen Marra et al. (2010) zweimal monatliche Meetings einberufen, um den Mitarbeitern die Möglichkeit zu geben eigene Ideen einzubringen, Händehygiene zu diskutieren, Verbesserungsvorschläge zu sammeln und Fallbeispiele aus der Praxis zu analysieren (Marra et al., 2010). Zusätzlich dazu wurden die Prävalenzraten der NIs monatlich den Angestellten der Interventionsstation vorgelegt.

Individuen die den „Positive Deviance"-Voraussetzungen entsprachen (weiters „Positive Deviants" genannt), wurden von den Stationsleitungen identifiziert. Nach Implementation der Strategie ließen Marra et al. (2010) diese Personen weitere Mitarbeiter identifizieren, die ebenfalls vorbildlich Händehygiene betrieben. Diese bildeten anschließend eine Gruppe, welche andere Kollegen zu Händedesinfektion ermutigten und neue Verbesserungsideen zur Steigerung der Compliance kreierten (Marra et al., 2010). Die „Positive Deviants" beschlossen spontan die Anzahl der Händehygiene-Episoden derer Kollegen zu erfassen und bearbeiteten und erstellten eigens Videos diesbezüglich, um diese während den „Positive Deviance"-Meetings vorzuzeigen und zu diskutieren (Marra et al., 2010). Die Autoren Marra et al. (2010) stellten zudem den gesamten Versuchspersonen der zwei Stationen „Positive Deviance"-Training zur Verfügung.

In der ersten Phase (Präinterventionsphase) der Untersuchung von Marra et al. (2010) wurden auf der Ost-Station 1492 Patiententage und 69959 Händehygiene-Episoden von den elektronischen Desinfektionsmittelspendern gezählt. Auf der West-Station (Kontrollstation) ergaben die Zählungen 1794 Patiententage und 79761 Händehygiene-Episoden. Marra et al. (2010) hoben hervor, dass kein signifikanter Unterschied zwischen den beiden Stationen, in der Anzahl der Episoden pro 1000 Patiententage bestand ($p=0,75$).

In der zweiten Phase konnten auf der Interventionsstation (Ost-Station) 1769 Patiententage und 109683 Händehygiene-Episoden und auf der Kontrollstation (West-Station) 1852 Patiententage und 62178 Händehygiene-Episoden gezählt werden (Marra et al., 2010). Der Unterschied der Menge des Desinfektionsmittelverbrauchs pro 1000 Patiententage zwischen den beiden Stationen, stellte sich als statistisch signifikant heraus (66000 vs. 33570 pro 1000 Patiententage; $p<0,01$) (Marra et al., 2010).

Ebenfalls signifikant unterschiedlich zeigte sich der Verbrauch von alkoholischer Händedesinfektion in Litern, zwischen der Interventions- und Kontrollstation (249,5 vs. 126,1 Liter pro 1000 Patiententage; p<0,01) (Marra et al., 2010).

In der dritten Phase der Studie von Marra et al. (2010) („Positive Deviance"-Strategie auf beiden Stationen) zählten die Autoren 1771 Patiententage und 102602 Händehygiene-Episoden auf der Ost-Station und 1863 Patiententage und 81928 Händehygiene-Episoden auf der West-Station. Es bestand zu diesem Zeitpunkt kein signifikanter Unterschied zwischen den Stationen hinsichtlich Händehygiene-Episoden pro 1000 Patiententage (p<0,16) (Marra et al., 2010).

Insgesamt zeigte sich die Händehygiene-Compliance der Mitarbeiter der beiden Versuchsstationen, eruiert anhand der Zählung durch die Desinfektionsmittelspender, durch die Implementierung der „Positive Deviance"-Strategie als signifikant verbessert (Marra et al., 2010).

Die Autoren Pittet et al. (2000) starteten Jänner 1995 nach einer Basiserhebung ein Händehygiene Promotion-Programm. Die bedeutendste Komponente stellten A3 Farbposter dar, die die Bedeutung der Händehygiene, besonders der Händedesinfektion, hervorheben sollten. Diese wurden in 250 strategisch ausgewählten Arealen angebracht, um maximale Sichtbarkeit zu gewährleisten (Pittet et al., 2000). Die Inhalte dieser Poster wurden unter Einbindung kooperativer Berufsgruppen des Krankenhauses zusammengetragen und von einem eigens engagierten Künstler in cartoonähnliche Botschaften umgewandelt. Die Themen der Poster der Studie von Pittet et al. (2000) reichten von nosokomialen Infektionen, über

Kreuzinfektionen, die Übertragung durch Hände, Händehygiene, Händedesinfektion, bis hin zu Cremen zum Hautschutz. Jedes Poster wurde mit dem Namen der Station versehen, die den Vorschlag gebracht hat, um den Wiedererkennungswert zu steigern. Diese wurden, während dem von Pittet et al. (2000) gegebenen Interventionszeitraum, ein- bis zweimal wöchentlich ausgetauscht.

Zusätzlich dazu wurde ausreichend Händedesinfektionsmittel für die Stationen zur Verfügung gestellt und Spender neben allen Patientenbetten angebracht. Darüber hinaus wurde die 1996 kreierte, flache Taschendesinfektionsmittelflasche verteilt und das Personal zu dessen Verwendung angehalten (Pittet et al., 2000).

Die Autoren Pittet et al. (2000) ließen insgesamt sieben Erhebungen durchführen. Krankenpflegepersonal, spezialisiert auf Infektionsbekämpfung, zeichneten anhand eines strukturierten Protokolls, so zurückhaltend wie möglich, zwei bis drei Wochen lang die Händehygienepraktiken der Mitarbeiter auf (Pittet et al., 2000).

Die von Pittet et al. (2000) von 1994 bis 1997 gesammelten Daten, wurden in 2509 Beobachtungsperioden erhoben (833 Stunden und 52 Minuten Beobachtungen), welche 20082 Händehygienemöglichkeiten hervorbrachten.

Die allgemeine Compliance verbesserte sich von 47,6% 1994 auf 66,2% 1997 (p<0,001). Während das Händewaschen mit Wasser und Seife gleich blieb (30%), erhöhte sich die Häufigkeit der Verwendung von Händedesinfektionsmittel erheblich von 13,6% auf 37,0% (p<0.001) (Pittet et al., 2000). Diese Resultate stützend fanden Pittet et al. (2000) heraus, dass die jährliche Menge verbrauchter

Händedesinfektionsmittels von 3,5 Litern pro 1000 Patiententage in 1993, auf 15,4 Liter 1998 gestiegen ist (linearer Trend, $p<0,001$).

Die Untersuchung von Pittet et al. (2000) zeigte zudem signifikante Unterschiede zwischen den einzelnen Berufsgruppen hinsichtlich der Verbesserung der Compliance-Rate auf. Obwohl diese sich beim diplomierten Krankenpflegepersonal und den Pflegehelfern deutlich erhöhte (jeweils $p<0,001$), wiesen Ärzte und anderes Krankenhauspersonal eine gleichbleibend niedrige Compliance auf (31,1%; 39,5%) (Pittet et al., 2000). Dennoch wurde von Pittet et al. (2000) beobachtet, dass die Mediziner während des Studienzeitraumes von Händewaschen auf alkoholische Händedesinfektion umstiegen.

Die positive Auswirkung des von Pittet et al. (2000) implementierten Promotion-Programms unterstreichend, konnte die Prävalenz nosokomialer Infektionen von 16,9% 1994 auf 9,9% 1998 gesenkt werden ($p<0,04$).

Die Studie der Autoren Siegel et al. (2007) zielte auf die Observierung der Probanden hinsichtlich deren Händehygiene-Compliance, vor und nach Patientenkontakt, ab. Im Vorfeld wurden anhand eines Datenblattes eine Basiserhebung durchgeführt und etwaige auftretende Diskrepanzen mit den Probanden diskutiert. Danach wurde eine zweiwöchige Beobachtungsphase durchgeführt, um die diesbezüglichen Praktiken zu eruieren und welche als Kontrollgruppe herangezogen wurde (Siegel et al., 2007). Die Intervention bestand aus der Verteilung eines um den Hals tragbaren Desinfektionssprays und wurde als Interventionsgruppe gehandhabt (Siegel et al., 2007).

Siegel et al. (2007) bestimmten die Einstellungen der Teilnehmer bezüglich des Händedesinfektionssprays. Insgesamt betrachtet, stellen sich die Reaktionen als positiv heraus. 82% der Versuchspersonen äußerten den Spray zeitweise oder ausschließlich zu benutzen (Siegel et al., 2007). Alle Probanden waren der Ansicht, dass die Instruktionen für den Desinfektionsspray verständlich sind und das Produkt leicht zu handhaben ist (82%). Laut Siegel et al. (2007) beantworteten 69% der Teilnehmer die Frage wie sich der Spray auf den Händen anfühlt mit einem angenehmen Gefühl, für 75% fühlte er sich nicht klebrig an und 87% hatten keine Einwände gegen den Geruch. Eine allgemein positive Reaktion auf das implementierte Produkt konnte von 85% der Versuchspersonen bestätigt werden (Siegel et al., 2007).

Die Händehygiene-Compliance der Probanden wurde anhand eines strukturierten Protokolls erhoben. Die Beobachter der Untersuchung von Siegel et al. (2007) zeichneten auf, ob der Spray vor oder unmittelbar nach Patientenkontakt benutzt wurde. Entgegen der Erwartungen sank die Compliance-Rate der Versuchspersonen von 53% vor der Einführung des Desinfektionssprays, auf 49% nach der Intervention. Zusätzlich dazu fanden Siegel et al. (2007) heraus, dass die Rate hinsichtlich der durchzuführenden klinischen Maßnahme schwankte, sich jedoch als stabiler davor als danach erwies.

3.3 Zusammenfassung der Ergebnisse

Zu den wesentlichen Einflussfaktoren für niedrige Händehygiene-Compliance gehören die Einstellung des Individuums bezüglich der Effektivität der Händehygiene, der Selbstschutz und die Prävention von Kreuzinfektionen (Jang et al., 2010; Erasmus et al., 2009). Insbesondere der subjektiv wahrgenommene Grad der Verunreinigung des zu behandelnden Areals und das vorhandene, meist mangelhafte Wissen zu der Thematik, kann eine gewichtige Rolle in der adäquaten Durchführung händehygienischer Maßnahmen sein (Jang et al., 2010).

Auch die Trockenheit und Rigidität der Haut, verursacht durch regelmäßige Händedesinfektion, kann verbunden mit Schmerz, zu einer Verminderung der Compliance führen (Jang et al., 2010; Erasmus et al., 2009; Barret et al., 2008).

Der Mangel an Verfügbarkeit und Zugang zu Hygieneartikeln, Vergesslichkeit, Zeitdruck und die hohe Arbeitsbelastung auf den Stationen, werden ebenfalls als gewichtige Einflussfaktoren identifiziert (Jang et al., 2010; Erasmus et al., 2009; Barret et al., 2008).

Die Studie von Aboumatar et al. (2012) legt offen, dass deren Implementierung eines multimodalen Promotion-Programms eine wesentliche Verbesserung der Händehygiene-Compliance bewirkte (34% vs. 72%; p<0,001). Die krankenhausweite Compliance steigerte sich im gegebenen Studienzeitraum tendenziell und zeigte sich in den letzten sechs Monaten der Untersuchung von Aboumatar et al. (2012) als nachhaltig. Es wurde eine Erhöhung der Compliance in allen Berufsgruppen und auf allen Stationen festgestellt (Pflegepersonal: 35% vs. 77%, p<0,001; medizinisches Personal: 38% vs. 62%, p<0,001; Raumpflegefachkräfte: 27% vs. 75%, p<0,001) (Aboumatar et al., 2012).

Da unzureichende Information zu dieser Thematik einen gewichtigen Einflussfaktor auf die Händehygiene-Compliance des Krankenhauspersonals darstellt (Jang et al., 2010) führten Alemagno et al. (2010) Untersuchungen mittels eines Online Edukationsprogramms durch. Innerhalb von sechs Wochen erhöhte sich das Wissen der Probanden signifikant, wobei 97% der Teilnehmer eine selbsteingeschätzte Steigerung derer Compliance äußerten.

Die Resultate der Studie von Eveillard et al. (2011) ergaben ebenfalls, dass sich durch deren Intervention in Form eines umfassenden Trainingsprogramms (Gruppendiskussionen, Poster, Übungen mit der UV-Licht „Teaching-Box", Schulungseinheiten) die Händehygiene-Compliance der Angestellten innerhalb einer Maßnahme am Patienten signifikant steigerte (19,0% vs. 39,0%; $p<10^{-5}$). Darüber hinaus verbesserte sich die Händehygiene nach angemessener Verwendung von Handschuhen (52,0% vs. 71,4%; $p<0,001$) und die Qualität der Durchführung der Einreibung alkoholischer Händedesinfektion (71,9% vs. 85,0%; $p<10^{-5}$). Auch in den Bereichen „Vor Patientenkontakt" und „Nach Patientenkontakt mit mehreren Händehygiene-Möglichkeiten" konnten die Autoren Eveillard et al. (2011) eine Verbesserung der Compliance erzielen.

Entgegen der Erwartungen mussten Golan et al. (2006) feststellen, dass trotz der Entfernung des Bausteins „verpflichtender Kleiderschutz" im Hygienestandard keine Verbesserung der Händehygiene-Compliance der Interventionsphase erzielt werden konnte (45% vs. 39%). Zusätzlich dazu wiesen drei Untergruppen eine beträchtliche Verringerung der Compliance-Rate auf (Ärzte nach Patientenkontakt: 57% vs. 39%, $p<0.026$; anderes Personal nach Kontakt mit Körperflüssigkeiten: 59%

vs. 39%, p<0.031; anderes Personal nach Aktivitäten ohne Kontakt mit Patienten oder Körperflüssigkeiten: 19% vs. 10%, p<0.031) (Golan et al., 2006). Die Hypothese von Golan et al. (2006) konnte hiermit nicht bestätigt werden.

Da der Einfluss der Händehygienepraktiken von ranghöheren Kollegen und Führungskräften auf das Verhalten der Mitarbeiter ebenfalls einen großen Diskussionspunkt darstellt (Erasmus et al., 2009) und deren Praktiken, ob positiv oder negativ, übernommen werden um sich den internen Gegebenheiten anzupassen (Barret et al., 2008), beschäftigten sich die Autoren Lankford et al. (2003) mit dieser Thematik. Das prominenteste Ergebnis der Untersuchung bestätigte, dass wenn sich eine höherrangige Person im Raum befand und keine Händehygiene ausübte, die diesbezügliche Compliance der übrigen Mitarbeiter signifikant verringerte (Lankford et al., 2003). Anhand von Analysen der Gruppenverhalten stellten Lankford et al. (2003) untermauernd fest, dass verglichen mit der Anwesenheit einer Einzelperson im Patientenzimmer, Mitarbeiter mit einer höherrangigen Person im selben Zimmer die keine Händehygiene durchführte, signifikant geringer adäquate Händehygiene betrieben. Der Effekt von Vorbildern bezüglich korrekt durchgeführter Händehygiene erwies sich als hoch signifikant, kann jedoch gleichzeitig einen bedeutend negativen Einfluss auf das Verhalten anderer Mitarbeiter ausüben (Lankford et al., 2003).

Die Autoren Marra et al. (2010) versuchten in der dreiphasigen Untersuchung mittels einer „Positive Deviance"-Strategie eine Steigerung der Händehygiene-Compliance zu erwirken. Insbesondere die zweite Phase machte den Unterschied zwischen der Kontroll- und Interventionsstation deutlich und bewies, dass die Implementierung der

Strategie eine statistische Signifikanz bezüglich der Steigerung der Händehygiene-Compliance bewirkte (p<0,01). Dieses Resultat wurde darüber hinaus durch den erhöhten Verbrauch alkoholischer Händedesinfektion untermauert (Marra et al., 2010). Nach Abschluss der dritten Phase zeigte sich die Händehygiene-Compliance der Mitarbeiter beider Versuchsstationen, eruiert anhand der Zählung durch die Desinfektionsmittelspender, als signifikant verbessert (Marra et al., 2010).

Die Studie von Pittet et al. (2000) legte offen, dass sich aufgrund des implementierten Promotion-Programms die allgemeine Compliance von 47,6% 1994, auf 66,2% 1997 verbesserte (p<0,001), was auch durch die gestiegene Menge an jährlich verbrauchtem Händedesinfektionsmittel gestützt worden ist. Zudem wurden signifikante Unterschiede zwischen den Berufsgruppen erkennbar welche aussagten, dass das Krankenpflegepersonal und Pflegehelfer eine deutlich erhöhte, Ärzte und anderes Personal eine gleichbleibend niedrige Compliance aufwiesen (Pittet et al., 2000). Die positive Auswirkung des von Pittet et al. (2000) implementierten Promotion-Programms unterstreichend, konnte die Prävalenz nosokomialer Infektionen von 16,9% 1994 auf 9,9% 1998 gesenkt werden (p<0,04).

Die Intervention von Siegel et al. (2007) bestand in der Verteilung eines um den Hals tragbaren Händedesinfektionssprays. Obwohl sich die Reaktionen des Personals, hinsichtlich des Gefühls auf der Haut, des Geruchs und der leichten Handhabung als positiv erwiesen, konnte keine signifikante Erhöhung, sondern sogar eine Verringerung der Händehygiene-Compliance festgestellt werden (53% vs. 49%) (Siegel et al., 2007).

4 Diskussion mit Limitationen und Ausblick

Unzureichende Händehygiene-Compliance ist keine Seltenheit im Arbeitsalltag des Krankenhauspersonals (Pittet et al., 2000) und die Beweggründe dafür sind facettenreich (Kampf, 2010).

Die Einstellung des Individuums gegenüber der Effektivität von Händehygiene, der subjektiv empfundene Grad der Verunreinigung des zu behandelnden Areals (Erasmus et al., 2009; Wendt et al., 2004), der Selbstschutz (Jang et al., 2010) und die Prävention von Kreuzinfektionen zwischen Patienten, stellen Hauptmotivationen zur adäquaten Durchführung von Händehygiene dar (Erasmus et al., 2009).

In einer verhaltensbeobachtenden Studie erhoben Wendt et al. (2004) die Compliance in verschiedenen Aktivitäten des Arbeitsalltages. Anhand der Fulkerson Skala wurde offengelegt, dass die Händehygiene-Compliance bei den 15 definierten Aktivitäten, von Kontakt mit sterilem Material bis Kontakt mit infektiösen Arealen am Patienten, stark variiert (Wendt et al., 2004).

Zusätzlich dazu fanden Jang et al. (2010) heraus, dass sich niedrige Compliance aus unzureichendem Wissen und Information zu der Thematik ergibt. Regelmäßige Schulungen auf wissenschaftlich fundierter Basis zur Verinnerlichung der Effektivität und des Nutzens können zur Erschaffung der Händedesinfektion als Standardritual positiv beitragen (Meyer, 2011). Die Autoren Alemagno et al. (2010) bestätigten durch die Implementierung eines Online-Edukationsprogramms, dass sich adäquates Wissen zum Thema Händehygiene positiv auf die Compliance des Personals auswirkt.

Der erhebliche Einfluss von Führungskräften und ranghöherer, dienstälterer Angestellter auf das Händehygieneverhalten der Mitarbeiter, gilt als weiterer signifikanter Faktor (Erasmus et al., 2009). Die Autoren Lankford et al. (2003) griffen diesen Punkt auf und fanden anhand einer Observationsstudie heraus, dass wenn sich eine höherrangige Person im Raum befand und keine Händehygiene ausübte, sich die diesbezügliche Compliance der übrigen Mitarbeiter signifikant verringerte. Auch Muto et al. (2000) bestätigten diese Tatsache und fügten hinzu, dass, im Gegensatz dazu, Vorbilder die Händehygiene durchführten, eine gesteigerte Compliance unter den Mitarbeitern bewirkten. Laut Wilson et al. (2011) wäre die effektivste Methode ein Interventionsprogramm mit ganzheitlichem Ansatz, unter Miteinbezug kultureller und gesellschaftlicher Faktoren zu erstellen, um eine nachhaltige Steigerung der Händehygiene-Compliance zu gewährleisten.

Ebenfalls zeigten Jang et al. (2010) auf, dass das Ansprechen von händehygienischem Fehlverhalten mit negativen Reaktionen quittiert wird, wodurch der Wunsch nach einem Arbeitsklima, in dem es akzeptiert wird sich gegenseitig zu regelmäßiger Händehygiene zu erinnern und zu ermutigen, geäußert wird.

Die Interviewgruppen der Studie von Jang et al. (2010) hoben darüber hinaus hervor, dass eine Erhöhung der Compliance innerhalb einer Station, aus den Fakten engagierter Zusammenarbeit und Teamleistung resultiert. Die Autoren Marra et al. (2010) fassten mittels der „Positve Deviance"-Strategie diese Thematik auf. Engagierte Mitarbeiter, die sogenannten „Positive Deviants", zeigten sich erfolgreich im Ermutigen von Kollegen und Entwickeln neuer Ideen zur Verbesserung der

Compliance-Rate. Immer mehr Probanden der Studie von Marra et al. (2010) begannen sich, im Laufe des Untersuchungszeitraums, gegenseitig zu adäquater Händehygiene zu motivieren und gemeinsam an Interventionen zur Erhöhung der Compliance zu arbeiten. Die Resultate zeigten eine signifikante Steigerung der Händehygiene-Compliance und einen Rückgang der Inzidenzrate nosokomialer Infektionen (Marra et al., 2010).

Als weiterer Kritikpunkt, wird der Mangel an Verfügbarkeit und Zugang zu Händehygieneartikeln angegeben (Jang et al., 2010). Pittet et al. (2000) fanden anhand ihrer Untersuchung heraus, dass die Erhöhung der Anzahl der Desinfektionsmittelspender unmittelbar neben den Patientenbetten, zu einer gesteigerten Compliance führt und somit einen der Hauptfaktoren der Verhaltensänderung bezüglich Händehygiene darstellte. Jorczyk et al. (2010) beschreiben zudem die Wirksamkeit eines langfristigen Monitorings anhand von elektronischen, kontaktfreien Desinfektionsmittelspendern zur Steigerung der Compliance und der Sammlung von Echtzeitdaten, um genaue Statistiken zu erstellen.

Die Limitationen dieses Literaturwerks beziehen sich darauf, dass die Resultate der behandelten Studien nicht zu verallgemeinern oder auf jedes Krankenhaus abwandelbar sind. Diese auf systematischer Literaturrecherche basierende Arbeit einen Einblick in mögliche Beweggründe mangelhafter Händehygiene-Compliance des Krankenhauspersonals gibt. Die schriftliche Zusammenführung der Resultate verschiedener Interventionsprogramme diesbezüglich zeigt denkbare Ansätze zur gezielten Steigerung der Compliance auf.

Weitere individuelle Forschung auf diesem Gebiet ist von äußerster Wichtigkeit, um institutionsspezifische Einflussfaktoren zu eruieren. Anhand der Daten von Basiserhebungen ist es möglich adäquate Interventions-, Trainings- oder Schulungsprogramme zu erstellen, um eine nachhaltige Wirkung zu erzielen und damit die Sicherheit der Patienten zu gewährleisten.

5 Literaturverzeichnis

Aboumatar H., Ristaino P., Davis R., Thompson C., Maragakis L., Cosgrove S., Rosenstein B., Perl T. (2012): Infection Prevention Promotion Program Based on the PRECEDE Model: Improving Hand Hygiene Behaviours among Healthcare Personnel. In: Infection Control and Hospital Epidemiology 2012, Vol. 33 (2), 144-151

Alemagno S., Guten S., Warthman S., Young E., Mackay D. (2010): Online Learning to Improve Hand Hygiene Knowledge and Compliance Among Health Care Workers. In: The Journal of Continuing Education in Nursing 2010, Vol. 41 (10), 463-471

Barrett R., Randle J. (2008): Hand hygiene practices: nursing students' perceptions. In: Journal of Clinical Nursing 2008, Vol. 17 (14), 1851-1857

Boyce J., Pittet D. (2002): Guideline for Hand Hygiene in Health-Care Settings: recommendations of the Healthcare Infection Control Practices Advisory Committee and the HICPAC/SHEA/APIC/IDSA Hand Hygiene Task Force. In: Infection Control and Hospital Epidemiology, Vol. 23 (12), 3-40

Bundesministerium für Gesundheit (2011): Prohyg 2.0. Organisation und Strategie der Krankenhaushygiene. Wien, Bundesministerium für Gesundheit (BMG)

De Wandel D., Maes L., Labeau S., Vereecken C., Blot S. (2010): Behavioral Determinants of Hand Hygiene Compliance in Intensive Care Units. In: American Journal of Critical Care 2010, 19 (3), 230-239

Erasmus V., Brouwer W., Van Beeck E., Oenema A., Daha T., Richardus J., Vos M., Brug J. (2009): A Qualitative Exploration of Reasons for Poor Hand Hygiene Among Hospital Workers: Lack of Positive Role Models and of Convincing Evidence That Hygiere Prevents Cross-Infection. In: Infection Control and Hospital Epidemiology 2009, 30, 415-419

Erasmus V., Daha T., Brug H., Richardus J., Behrendt M., Vos M., Van Beeck E. (2010): Systematic Review of Studies on Compliance with Hand Hygiene Guidelines in Hospital Care. In: Infection Control and Hospital Epidemiology 2010 31 (3), 283-294

Eveillard M., Raymond F., Guilloteau V., Pradelle M., Kempf M., Zilli-Dewaele M., Joly-Guillou M., Brunel P. (2011): Impact of a multi-faceted training intervention on the improvement of hand hygiene and gloving practices in four healthcare settings including nursing homes, acute-care geriatric wards and physical rehabilitation units. In: Journal of Clinical Nursing 2011, 20, 2744-2751

Feather A., Stone S., Wessier A., Boursicot K., Pratt C. (2000): Now please wash your hands: the handwashing behaviour of the final MBBS candidates. In: Journal of Hospital Infection 2000, 45(1), 62-64

Golan Y., Doron S., Griffith J., El Gamal H., Tanios M., Blunt K., Barefoot L., Bloom J., Gamson K., Snydman L., Hansjosten K., Elnekave E., Nasraway S., Syndman D. (2006): The Impact of Gown-Use Requirement on Hand Hygiene Compliance. In: Clinical Infection Diseases 2006, Vol. 42, 370-376

Hiesmayr M., Presterl E., Metnitz P. (2011): Nosokomiale Infektionen. In: Das österreichische Gesundheitswesen-ÖKZ 2011, 52 (01-02), 28-30

Jang J., Wu S., Kirzner D., Moore C.,Youssef G., Tong A., Lourenco J., Stewart R., McCreight L., Green K., McGeer A. (2010): Focus Group Study of Hand Hygiene Practice among Healthcare Workers in a Teaching Hospital in Toronto, Canada. In: Infection Control & Hospital Epidemiology 2010 Feb, 31(2),144-50

Jorczyk U., Urban B., Kohlmeier M., Rettkowski R., Strücker R. (2010): Verbesserung der Krankenhaushygiene durch das

Händehygiene-Monitoringsystem IHMoS - Mehr Compliance bei der Händedesinfektion. In: Hyg Med 2010, 35 (11), 432-436

Kampf G., Löffler H. (2010): Händedesinfektion im Krankenhaus - Nutzen und Risiken. In: Journal of the German Society of Dermatology 2010, 8, 978-984

Lankford M., Zembower T., Trick W., Hacek D., Noskin G., Peterson L. (2003): Influence of Role Models and Hospital Design on Hand Hygiene of Health Care Workers. In: Emerging Infectious Diseases 2003, 9(2), 217-223

Marra A., Guastelli L., Pereira de Araujo C., Saraiva dos Santos J., Lamblet L., Silva M., Lima G., Rodrigues R., Paes A., Neto M., Barbosa L., Edmond M., Pavao dos Santos O. (2010): Positive Deviance: A New Strategy for Improving Hand Hygiene Compliance. In: Infection Control and Hospital Epidemiology 2010, Vol. 31 (1), 12-20

Medizinische Universität Wien (2008): Händehygiene – Merkblatt 3: Händedesinfektion.
http://www.meduniwien.ac.at/orgs/fileadmin/krankenhaushygiene/HygMappe/Richtlinien/025_Haendehygiene_-_Haendedesinfektion.pdf
(09.11.2012)

Meyer B. (2011): Motivation und Kommunikation zur Verbesserung der Compliance bei der Händehygiene. In: HygMed 2011, 36 (6), 232-236

Muto C., Sistrom M., Farr B. (2000): Hand hygiene rates unaffected by installation of dispensers of a rapidly acting hand antiseptic. In: American Journal of Infection Control, 28, 273-276

Pittet D., Hugonnet S., Harbarth S., Mourouga P., Sauvan V., Touveneau S., Perneger T. (2000): Effectiveness of a hospital-wide programme to improve compliance with hand hygiene. In: The Lancet 2000, Vol. 356, 1307-1312

Robert Koch-Institut (2011): Definitionen nosokomialer Infektionen (CDC-Definitionen). Berlin, Nationales Referenzzentrum für Surveillance von nosokomialen Infektionen

Schülke&Mayr GmbH (2010): Händedesinfektion im Blickpunkt. http://www.schuelke.com/download/pdf/cde_lde_Haendedesinfektionsbr oschuere_borch.pdf (19.11.2012)

Siegel J., Korniewicz D. (2007): Keeping Patients Safe: An Interventional Hand Hygiene Study at an Oncology Center. In: Clinical Journal of Oncology Nursing 2007, Vol. 11 (5), 643-646

Vander K. (2012): Händehygiene – Aktion saubere Hände. http://www.gesundheitsportal-steiermark.at/GesundLeben/AktionsaubereHände/Documents/02_03 Händehygiene und Compliance 5 Indikationen.pdf (27.08.12)

Wendt C., Knautz D., Von Baum H. (2004): Differences in Hand Hygiene Behaviour Related to the Risk of Healthcare Activities in Different Groups of Healthcare Workers. In: Infection Control and Hospital Epidemiology 2004, 25 (3), 203-206

Wilson S., Jacob C., Powell D. (2011): Behavior-change interventions to improve hand-hygiene practice: a review of alternatives to education. In: Critical Public Health 2011, Vol. 21(1),119-127

World Health Organisation (2009): WHO Guidelines on Hand Hygiene in Health Care http://whqlibdoc.who.int/publications/2009/9789241597906_eng.pdf

6 Anhang

6.1 Suchprotokoll

Datenbanken/ Suchmaschinen	Suchbegriffe	Treffer	Relevante Treffer	Gefundene Studien
Medline with Full Text	Hand hygiene	1784		
	Hand hygiene AND compliance	562		
	Hand hygiene AND compliance AND promotion program	7	1	Aboumatar et al. (2012)
Medline with Full Text	Hand hygiene	1784		
	Hand hygiene AND compliance	562		
	Hand hygiene AND compliance AND learning	8	1	Alemagno et al. (2010)
Cinahl with Full Text	Hand hygiene	1404		
	Hand hygiene AND compliance	609		
	Hand hygiene AND compliance AND perception	11	1	Barret et al. (2007)
Cinahl with Full Text	Hand hygiene	1404		
	Hand hygiene AND compliance	609		
	Hand hygiene AND compliance AND reasons	14	1	Erasmus et al. (2009)
Cinahl with Fulltext	Hand hygiene compliance	332		
	Hand hygiene compliance AND intervention	7	1	Eveillard et al. (2011)

	programm			
Academic Search Premier	Hand hygiene compliance	171		
	Hand hygiene compliance AND gown	2	1	Golan et al. (2006)
Cinahl with Fulltext	Hand hygiene practice	90		
	Hand hygiene practice AND ccmpliance	51		
	hand hygiene practice AND compliance NOT perception	45	1	Jang et al (2010)
Academic Search Premier	Hand hygiene	1348		
	Hand hygiene AND role models	10	2 (Doppel- treffer)	Lankford et al. (2003)

Cinahl with Full Text	Hand hygiene compliance	332		
	Hand hygiene compliance AND strategy	23	1	Marra et al. (2010)
Medline with Full Text	Hand hygiene compliance	433		
	Hand hygiene compliance AND programme	21	1	Pittet et al. (2000)
Cinahl with Full Text	Hand hygiene	1404		
	Hand hygiene AND interventional study	7	1	Siegel et al. (2007)

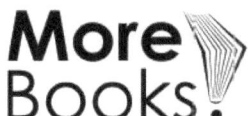
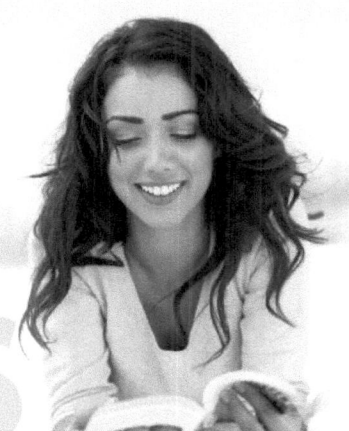

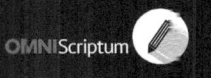

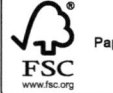
Printed by Books on Demand GmbH, Norderstedt / Germany